LETTRE

A

M. PAUL LACROIX

(BIBLIOPHILE JACOB),

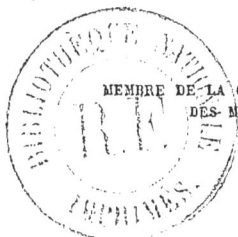

MEMBRE DE LA COMMISSION DES MONUMENTS HISTORIQUES ET DU COMITÉ
DES MONUMENTS ÉCRITS DE L'HISTOIRE DE FRANCE,

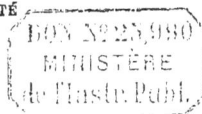

Contenant :

Un curieux épisode de l'histoire des Bibliothèques publiques, avec quelques faits nouveaux
relatifs à M. LIBRI et à l'odieuse persécution dont il est l'objet;

PAR ACHILLE JUBINAL,

EX-PROFESSEUR A LA FACULTÉ DES LETTRES DE MONTPELLIER.

PARIS

PAULIN, ÉDITEUR, RUE DE RICHELIEU, 60.

1849.

Imprimerie HENNUYER et Cᵒ, 24, rue Lemercier, à Batignolles.

LETTRE

A

M. PAUL LACROIX

(BIBLIOPHILE JACOB.)

Mon cher Paul,

Je vous remercie beaucoup de l'exemplaire que vous m'avez
fait tenir de la nouvelle défense de M. Libri, intitulée : « *Lettre
à M. de Falloux, ministre de l'instruction publique, contenant, etc.*

Comme vous l'avez vu sans doute, par le numéro du journal
que je vous ai adressé, je n'avais point attendu votre envoi, —
gracieuseté toute spontanée de votre vieille amitié, — pour lire
ce volume et exprimer hautement mon opinion sur le fond même
de l'affaire. J'avais emprunté à M. de Lamartine, sur la table
duquel je l'avais rencontré, son exemplaire, et en ma qualité de
bibliophile, — (pardonnez ce mot ambitieux à votre indigne
élève), — d'amateur de manuscrits, de liseur et de rechercheur
de vieilles choses, j'en avais dévoré les pages avec l'avidité cu-
rieuse qu'ont fait naître depuis longtemps, dans le monde en *us,*
les divers épisodes de cet inconcevable et interminable procès.
Certes, je m'attendais bien à voir M. Libri réfuter victorieuse-
ment les calomnies entassées contre lui par l'envie jointe à la
bêtise ; mais j'étais loin, je vous l'avoue, de penser que, rési-
dant à l'étranger, n'ayant sous la main ni ses papiers ni ses livres,
il pût réunir une masse aussi énorme de preuves, dont la moin-

dre, à mes yeux, fait éclater surabondamment son innocence.
Si vous avez occasion de lui écrire, félicitez-l'en de ma part.
Son mémoire justificatif est aussi plein de faits que d'intérêt, et
tout homme de bonne foi, après la lecture de ce Mémoire, ne
peut plus garder aucun doute.

Mais, puisque nous parlons de cette triste affaire, je ne puis
m'empêcher de vous donner en courant, du bout de la plume
et comme ils me reviennent à l'esprit, quelques détails sur
deux faits dont l'un est encore, à cette heure, ignoré probable-
ment de M. Libri, et au second desquels je me trouve person-
nellement mêlé.

Vous savez qu'il y a quelques années, votre docte ami fut
chargé par M. Villemain (sous son dernier ministère, je crois),
d'exécuter, avec l'aide d'une Commission, le catalogue général
des manuscrits que contiennent les bibliothèques publiques de
nos quatre-vingt-six départements. Pour rendre irréprochable
ce travail si éminemment utile, M. Libri avait obtenu, non sans
peine, la faveur de faire venir à Paris, chez lui[1], un certain nombre
de manuscrits, la plupart latins, appartenant à la Bibliothèque
de l'Ecole de médecine de Montpellier, et sur lesquels, d'accord
avec la Commission, il voulait, tout au long et *de visu*, se ren-
seigner comme date, comme écriture, etc.

Dès que ce qui concernait chacun de ces manuscrits se trouvait terminé, les volumes étaient remis au ministre de l'instruction publique, et renvoyés, sous son couvert, à l'établissement
qui les avait prêtés.

Ces allées et venues fréquentes de manuscrits, auxquelles s'a-

---

[1] Comme secrétaire de la *Commission des manuscrits*, M. Libri était, en
outre, chargé de recevoir en dépôt tous les manuscrits envoyés des provinces
à Paris, pour les travaux de MM. Hase, V. Leclerc et Ravaisson.
(*Note de l'éditeur*.)

joutaient chaque fois les vives recommandations de M. Libri, devaient prémunir les bureaux ministériels contre toute possibilité d'erreur. Or, malgré cela, un de ces précieux débris de l'antiquité fut, par un *lapsus* de quelque employé subalterne, adressé non à Montpellier auquel il appartenait, mais à Béziers où il n'avait que faire. Là, il séjourna environ trois mois à la maison commune, sans que le maire sût d'où lui venait cet envoi que n'avait accompagné aucune lettre d'avis. Ce fut seulement au bout de ce temps que, sur le vu du cachet de la Bibliothèque de l'École de médecine de *la vieille cité guérissante*, remarqué par un commis sur un des folios de garde du volume, on se décida à faire porter ce manuscrit à Montpellier.

J'ai presque été témoin de ce fait, et je le tiens du secrétaire, alors en fonctions, de la mairie de Béziers.

Supposons donc (ce qui pouvait fort bien advenir) que ce manuscrit n'eût point été seulement égaré, mais complètement perdu, ainsi qu'il est arrivé, par la même voie, à un exemplaire in-4°, sur papier de Chine, de l'ouvrage intitulé: *Les Peintres primitifs*, que j'envoyais, comme hommage, à la Bibliothèque du Musée Fabre (deuxième Bibliothèque publique de Montpellier), où il n'est jamais parvenu, et pensez à ce qu'on eût dit alors de M. Libri! Quelles accusations n'aurait-on point échafaudées contre lui, surtout si ce fatal accident n'avait été découvert que depuis la révolution de Février!... Evidemment, le Rapport de M. Boucly eût mentionné cette disparition d'un manuscrit précieux, comme une présomption, — que dis-je? — comme une preuve très-grave à la charge du savant professeur.

Voici maintenant le second fait que je voulais vous citer. Il vous démontrera qu'en France, quand on s'occupe d'objets appartenant à des collections publiques ou les concernant, on ne saurait prendre trop de précautions (témoin l'affaire si simple des vases de Bernay ; témoin celle des manuscrits de Champollion) pour ne pas être, fût-ce dix ou quinze ans plus tard, accusé de vol et de mutilations.

Je passe à mon histoire, qui pourra servir d'avis au lecteur, et à vous surtout, mon cher Paul, qui êtes bien le plus intrépide fouilleur que je sache.

Vers 1843, durant le séjour que mon cours à la Faculté des lettres me forçait de faire à Montpellier, je résolus, dans un intérêt d'études présentes et de publications futures, d'examiner l'un après l'autre tous les principaux manuscrits de la Bibliothèque de l'Ecole de médecine, de les analyser, et d'en faire même des notices et extraits. Je me mis avec courage à cette besogne, qui devait être rude et longue, car la Bibliothèque renferme un grand nombre de manuscrits. Après plusieurs semaines de travail, j'arrivai dans mon dépouillement, à une collection de quinze volumes, contenant, soit en brouillons tracés par des secrétaires, soit (mais très-rarement) en originaux écrits de la main de la reine, la correspondance de Christine de Suède. Comme je n'avais pas à ma disposition (ils n'existent point à Montpellier) les 4 volumes in-4° de lettres et autres productions de la reine, publiés en 1751, par Arckenholtz, je fis, un peu au hasard, selon l'importance que me paraissait avoir telle ou telle pièce, d'assez nombreux emprunts à cette correspondance, me réservant de vérifier plus tard ce qu'il pourrait y avoir de neuf et d'inédit dans ces extraits.

Il y avait plus de deux ans que mon travail était fini. J'avais même quitté définitivement Montpellier, lorsqu'un matin je reçus de cette ville une lettre d'un de mes amis, m'annonçant que l'on m'y accusait d'avoir déchiré et emporté je ne sais quels fragments de manuscrits de Christine, fragments qui se seraient composés, pour un seul volume, *de quatre-vingt-six folios !...*

Il est vrai qu'on faisait aussi porter cette accusation sur MM. Ravaisson et Libri qui, tous deux, avaient eu communication de ces manuscrits longtemps avant moi ; mais on ne les accusait que faiblement, et pour le cas seul où je parviendrais à me disculper. L'un avait été, en effet, secrétaire du ministre ; l'autre était membre de l'Institut ; je n'étais, moi, qu'un simple professeur de Faculté. Donc !...

Cette terrible découverte avait eu lieu de la manière suivante : Le recteur de l'Académie de Montpellier, M. Théry, conduisant, durant les vacances. quelques étrangers dans les salles de l'Ecole de médecine, s'était fait ouvrir la Bibliothèque. Là, désireux de montrer à ses hôtes quelques lignes de la main de Christine de Suède, il avait pris, sur un rayon, le premier volume venu de la royale correspondance qui se trouvait être le tome VIII. En l'ouvrant, il ne lui fut pas difficile de s'apercevoir que la moitié environ de ce manuscrit manquait. Il en fit l'observation, par forme d'acquit, à l'employé qui l'accompagnait ; celui-ci ne sut que répondre, mais en sortant il alla en référer au bibliothécaire.

Le bibliothécaire, homme instruit du reste, mais qui avait rarement ouvert les manuscrits de Christine, parce qu'ils ne concernaient pas sa profession de médecin, fut effrayé des lacunes qu'on lui signalait et qu'il n'avait pas même soupçonnées jusque-là. Sa responsabilité lui fit peur, et, au lieu d'examiner les faits et les manuscrits avec un sang-froid qui lui eût épargné une erreur désagréable pour tout le monde, mais surtout pour lui, il s'empressa d'aller trouver le recteur qui déjà ne pensait plus à l'observation, toute de forme, qu'il avait faite, et il lui déclara *qu'il y avait eu évidemment soustraction.*

Le recteur fit alors ce que son devoir et la tournure que prenaient les choses lui ordonnaient ; il demanda des explications écrites. Un rapport officiel lui fut adressé.

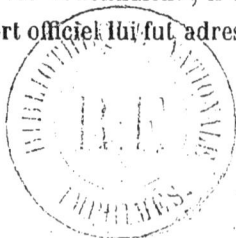

Dans ce rapport, le bibliothécaire, après avoir constaté çà et
là, dans les autres volumes de la reine de Suède, quelques nou-
velles lacunes de peu d'étendue, disait que depuis vingt-cinq ans
qu'il administrait l'établissement, trois personnes seules avaient
été admises à prendre communication générale des manuscrits, savoir : M. Ravaisson d'abord, en deux fois, de 1841 à 1843 ; M. Libri
ensuite, en deux fois aussi, dans le même espace de temps ; enfin
M. Jubinal, postérieurement à ces messieurs, c'est-à-dire à partir
de mai 1843. Il ajoutait que ce qui devait circonscrire les recher-
ches et limiter l'espace de temps pendant lequel la soustraction
avait pu être commise, c'est que, de 1834 à 1836, un récolement
de tous les manuscrits avait été exécuté par ses ordres, sous ses
yeux, et qu'une nouvelle pagination avait été apposée alors à tous
les folios de chaque volume, par un Polonais employé à la Bibliothèque, lequel, pas plus que MM. Ravaisson et Libri, n'avait
signalé de lacunes. Le rapport concluait, par induction, s'en-
tend, que puisque ces lacunes n'avaient pas été signalées au
moment où je commençai à prendre connaissance des manuscrits, c'est qu'elles n'existaient pas ; et que, puisqu'elles n'existaient pas alors, moi seul en pouvais être l'auteur !

Cela n'était pas très-logique ; mais le raisonnement n'en faisait
pas moins d'effet, comme me l'écrivait un habitant de Mont-
pelier : *il semble difficile, même à vos amis, que vous puissiez vous
tirer de là.* Je vous laisse à penser, mon cher Paul, puisque mes
amis ébranlés pensaient ainsi, ce que devaient penser les indif-
férents, — ce que devaient surtout penser mes ennemis, — (qui
n'a pas les siens ?) — et si, en attendant que ma réponse vînt me
combler de honte ou éclaircir le vilain acte qu'on m'attribuait,
dame Calomnie, la même dont parle Beaumarchais, — *piano* d'a-
bord, *rinforzando* ensuite, sifflant, s'enflant, grandissant à vue
d'œil, — se gênait pour incriminer ma conduite et crier : *au voleur !*

Dès que j'eus connaissance de cette accusation et de ces détails, mon premier mouvement fut de recourir à mon travail manuscrit, afin de voir si je n'y aurais pas, comme je m'en croyais sûr, constaté par écrit les lacunes en question, lacunes que je me rappelais fort bien, et dont j'avais souvenir d'avoir, plus d'une fois, causé avec le bibliothécaire lui-même qui l'avait sans doute oublié. Mon travail, grâce à une écriture déjà ancienne, et à vingt autres circonstances qu'il serait trop long d'énumérer ici, avait, pour les yeux les moins intelligents, une date ostensible et certaine. Il portait surtout avec lui un témoignage qui s'opposait d'une manière irréfutable à ce que la plus insigne mauvaise foi, si j'étais amené à le produire, pût supposer un seul instant qu'aucune de ses phrases eût été tracée après coup et pour le besoin de la cause : c'est qu'à chaque page on rencontrait, mêlés à mes observations personnelles, enchevêtrés dans mes réflexions littéraires ou historiques, des extraits faits, par mon ordre et sur mes indications, de la main de deux personnes étrangères habitant Montpellier depuis longtemps, et auxquelles j'avais trouvé ce moyen de procurer dans l'exil un travail plus ou moins lucratif qui soulageât leur misère. Or, l'un de ces réfugiés était mort quelques mois après avoir coopéré à mon travail ; l'autre donnait et donne peut-être encore des leçons à Cette : il était facile de l'interroger.

Dira-t-on que ces exilés avaient peut-être opéré eux-mêmes les soustractions révélées ? Mais tous deux avaient sans cesse travaillé à mon côté, et s'étaient tenus constamment, comme moi, sous les yeux du bibliothécaire, dans son cabinet, en présence de ses employés, et au milieu de dix personnes. Je n'aurais pas hésité un seul instant à me porter fort de leur probité ; mais enfin, si l'on pensait qu'ils eussent pu être les coupables, pourquoi ne pas les accuser ? Pourquoi passer sous silence

leur venue journalière durant plusieurs mois à la bibliothèque ?
Pourquoi circonscrire, par intuition, et d'autorité, l'accusation
entre trois personnes ?...

Était-on bien sûr, d'ailleurs, que MM. Ravaisson, Libri et
moi eussions, comme on n'hésitait pas à l'affirmer dans le rapport, joui seuls de la communication générale des manuscrits,
depuis vingt-cinq ans ? N'y avait-il pas eu quelquefois d'autres
communications générales, et souvent des communications par-
tielles assez nombreuses ? Je me souvenais très-bien, par exemple, que l'honorable et savant abbé Gazzera, de Turin, dans la
préface de son *Trattato della dignità* du Tasse, imprimé par
lui à Turin, pour la première fois, en 1839, d'après un manuscrit de la Bibliothèque de l'École de médecine de Montpellier,
parlait longuement d'un grand nombre des manuscrits de cette
même bibliothèque qu'il avait examinés, et notamment du re-
cueil des lettres de Christine, de celui qui contient les pièces
réunies par Guichenon, etc. En outre, pouvait-on *à priori*, avant
de s'en être assuré, affirmer que MM. Ravaisson et Libri, par
cela seul qu'ils n'avaient point signalé officiellement de lacunes
au bibliothécaire, lequel, pour eux, était censé les connaître, ne
les avaient ni vues, ni constatées ?...

Au milieu de ces réflexions qui se présentaient hâtivement et
en foule à mon esprit, j'ouvris mes notices et extraits de la correspondance de Christine. En tête, pour première phrase, je
trouvai les mots suivants : « *Ces manuscrits auxquels il manque
un grand nombre de feuillets, etc.* » Pour la plupart des volumes, surtout pour celui auquel quatre-vingt-six feuillets ont été
enlevés, j'avais fait d'instinct, et comme renseignement privé
(car je ne supposais pas que jamais j'eusse pu avoir besoin de
recourir à cette mention pour me disculper de quoi que ce fût)
des remarques analogues. C'était déjà une semi-preuve ; mais

elle ne me suffisait pas. Je voulus compléter ce renseignement et en faire une preuve tout entière. Pour cela, je courus chez M. Ravaisson, afin de savoir si lui, qui avait examiné minutieusement, avant moi, les manuscrits de Christine, en avait aperçu et constaté les lacunes. L'honorable inspecteur général des bibliothèques était à Ems où sa santé, altérée par le travail, l'avait forcé d'aller prendre du repos. Restait M. Libri que je connaissais à peine de figure. Je me disposais à aller le voir ou à lui écrire pour lui demander un rendez-vous, lorsque je l'aperçus au convoi de notre excellent et regrettable ami, Charles Labitte. J'allai à lui, et je le priai de m'accorder une entrevue pour le lendemain. Elle eut lieu dans son cabinet. Les détails m'en sont encore très-présents. J'expliquai d'abord à M. Libri, qui en avait déjà quelques vagues notions, l'affaire telle qu'on la présentait. Je lui montrai ensuite mon travail que j'avais eu soin d'apporter, et je lui demandai si, dans ses notes, il n'aurait pas consigné quelque chose qui confirmât mes allégations. « Certainement, me dit-il en souriant, et voici qui écarte de vous toute accusation. » Se levant alors, il alla prendre sur une table un carton dans lequel se trouvaient plusieurs feuilles imprimées, datées de 1842, et visant, par la signature de M. Victor Leclerc et son *ne varietur*, un travail de M. Libri, remontant à 1841. Ce travail n'était autre qu'une partie du Catalogue général, non publié encore, des manuscrits des bibliothèques des départements, ordonné par M. Villemain, et les feuilles qu'on me montrait étaient des épreuves de ce catalogue.

Je cherchai avec empressement à l'article Montpellier, et j'y trouvai, à propos des lettres de Christine, la mention la plus formelle des lacunes que, sans mauvaise foi, j'aime à le croire, mais par une prévention des plus étranges, on m'accusait d'y avoir faites.

Je remerciai vivement M. Libri de sa communication, car je me trouvais dès lors parfaitement hors de cause. J'ai appris depuis que M. Ravaisson, dont la première tournée d'inspection à Montpellier était antérieure à la première visite de M. Libri, avait, comme ce dernier et comme moi, consigné aussi dans son rapport les lacunes des manuscrits de Christine, sans juger nécessaire non plus de les faire passer sous les yeux du bibliothécaire.

Ma conversation avec M. Libri se termina par les paroles suivantes, qu'il prononça d'un ton triste et ému, comme s'il avait eu alors le pressentiment des injustices auxquelles il devait être en butte plus tard : « Vous voyez, mon cher monsieur, me dit-il, à quoi on s'expose en voulant servir la science et aider, autant qu'on peut, au progrès! Rien ne vous forçait, ni moi non plus, à entreprendre gratuitement un travail considérable, coûteux par conséquent, vous pour le plus grand avantage d'un éditeur, si vous en trouvez un, moi pour le service de l'Etat. Nous avons voulu tous les deux être utiles au public, en lui donnant, moi, la liste de toutes nos richesses scientifiques, vous, la description de quelques-unes. Pour récompense, nous voilà soupçonnés, presque accusés!... C'est odieux ; mais cela est encore plus ridicule qu'odieux, car il est très-connu, en Italie d'où viennent les manuscrits de la reine de Suède, que ce fut durant le temps qu'ils restèrent dans la bibliothèque du cardinal Albani [1],

---

[1] Les manuscrits du cardinal Albani, qui existent à Montpellier, dans la Bibliothèque de l'École de médecine, proviennent de la célèbre Bibliothèque *Albani* de Rome, qui a souffert de très-grandes dilapidations lors de l'invasion française, vers la fin du siècle dernier. Les livres imprimés et manuscrits soustraits à la Bibliothèque Albani ont figuré à Paris dans plusieurs ventes publiques et se sont répandus partout. Ces ventes ont donné lieu à de vives réclamations de la part de la famille Albani, réclamations publiées et répandues dans toute l'Europe, mais auxquelles on n'a jamais fait de réponse. Il se trouve également à Montpellier, au Musée Fabre, les manuscrits et les livres d'Alfieri et de la comtesse d'*Albany*, veuve du dernier des Stuart. Cette quasi-conformité de nom (*Albani* et *Albany*) a donné parfois lieu à quelques méprises. (*Note de l'éditeur.*)

qu'on en arracha la correspondance de la reine avec Pascal, avec Descartes, ainsi que tout ce qui pouvait avoir rapport à l'affaire de Monaldeschi. Mais l'accusation qu'on intente d'une façon si légère contre tous ceux qui ont, en dernier lieu, travaillé sur les manuscrits de Montpellier, est inexacte en bien d'autres détails. Par exemple, on prétend qu'un récolement général des ces manuscrits fut fait de 1834 à 1836, et qu'une nouvelle pagination fut apposée à chaque volume. C'est une erreur complète, dont il est inconcevable qu'on ne se soit point aperçu à la simple vue, à la moindre inspection. L'opération qu'on indique a pu être faite pour un certain nombre de volumes ; mais elle n'a pas eu lieu pour tous. Les manuscrits de la reine Christine, notamment, en ont été exceptés ; ils portent uniquement le chiffre de leur pagination primitive, et en voici d'autres que j'ai ici, dans lesquels j'ai déjà eu occasion de constater quelques lacunes, et qui sont absolument dans le même cas. »

Ce disant, M. Libri atteignit sur un des rayons d'une armoire grillée plusieurs manuscrits, appartenant à l'Ecole de médecine de Montpellier, et envoyés à la Commission du catalogue. Aucun d'entre eux, je le vérifiai, n'avait fait partie du prétendu récolement général ; aucun ne possédait de pagination nouvelle, et le savant bibliophile y avait effectivement marqué, çà et là, par des signets, quelques pages absentes depuis plusieurs siècles peut-être.

Tels sont les faits que je tenais à vous raconter, mon cher Paul. Je n'en veux tirer moi-même aucune conclusion ; leur simple lecture me paraît suffisante pour démontrer le peu de solidité de la plupart des accusations de ce genre. Toutefois, afin d'achever ce récit, trop long pourtant déjà, car il ressemble à une Iliade, et on pourrait lui donner le nom d'épopée, je dois ajouter qu'après la révolution de Février, ayant lu le rap-

port qui accusait M. Libri, et où revenait assez fréquemment
le nom de Montpellier, j'écrivis à M. le juge d'instruction pour
lui demander un entretien « *où je pourrais sans doute*, disais-
je, *lui être utile dans la recherche et la découverte de la vérité.* »

Peu de jours après, je reçus une réponse en vertu de laquelle
je me présentai au Palais de Justice. J'y fus introduit auprès
d'un magistrat qui me reçut assez froidement, m'écouta de même,
ne dressa pas procès-verbal de mes dépositions, ne prit même,
à ma grande surprise, aucune espèce de notes, et qui, lorsque
j'eus terminé le récit que je viens de vous faire, se borna
à me dire : « C'est bien, monsieur; vous pouvez vous retirer.
Si, plus tard, on a besoin de vous, je vous ferai appeler. »

Depuis, je n'ai plus entendu parler de cette déplorable affaire.
Je la croyais, comme on dit vulgairement, *tombée dans l'eau*,
lorsque j'ai appris, par la lecture de la *Lettre à M. de Falloux*,
que le procès

> Gisait encore au croc, appendu sous le juge ;

que les livres de M. Libri, ses papiers, son argent, ses meubles,
continuaient à être saisis, et qu'il avait la liberté de se prome-
ner partout en Europe..., excepté en France. J'avoue que cette
justice à la turque me paraît assez barbare, et que je serais tenté
de lui préférer celle d'un cadi arabe. J'espère pourtant que,
grâce à vos efforts, la lumière se fera dans ces ténèbres, que la
justice française tiendra à honneur de réparer sa lenteur passée
par un peu de vivacité, et de montrer qu'elle ne marche point
pede claudo, comme la Justice romaine dont parle le poëte.

Adieu, mon cher Paul, je vous serre les deux mains, et suis

Votre affectionné confrère et ami ,

ACHILLE JUBINAL.

Paris, août 1849.

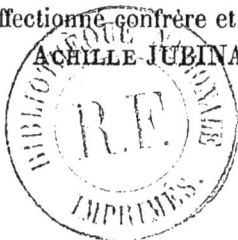

www.ingramcontent.com/pod-product-compliance
Lightning Source LLC
Chambersburg PA
CBHW050409210326
41520CB00020B/6521